AF297029

LE MASSAGE

APPLIQUÉ AU
TRAITEMENT DES MALADIES
PAR
RALENTISSEMENT DE LA NUTRITION

PAR

Le Docteur JUVENTIN (de Nice)
Lauréat de l'Académie de médecine

PARIS

OCTAVE DOIN, Éditeur

8, Place de l'Odéon, 8

—

Tous droits réservés

—

1897

LE MASSAGE

APPLIQUÉ

AU TRAITEMENT DES MALADIES PAR RALENTISSEMENT

DE LA NUTRITION

T 7
Ie
328

LE MASSAGE

APPLIQUÉ AU TRAITEMENT
DES MALADIES PAR RALENTISSEMENT
DE LA NUTRITION

PAR

Le Docteur JUVENTIN (de Nice)

Lauréat de l'Académie de médecine

PARIS

OCTAVE DOIN, Éditeur

8, Place de l'Odéon, 8

Tous droits réservés

1897

INTRODUCTION

Lorsqu'on examine un malade, l'attention n'est généralement pas assez portée sur les changements physiques que peuvent présenter les muscles. Ils sont cependant une partie assez importante du corps pour ne pas négliger les modifications qui y surviennent.

Ces recherches n'offrent pas des difficultés aussi grandes qu'on pourrait le supposer. Il faut de l'attention et surtout de l'habitude. Le toucher acquiert vite la délicatesse nécessaire pour faire la différence entre un muscle sain et un autre malade.

On pourra constater qu'ils subissent des variations nombreuses dans leur état et, chacune, à divers degrés : dureté, raideur, laxité, atrophie, hypertrophie, hyperesthésie, défaut de contractilité, d'élasticité, etc., etc.

Prenons un exemple : une personne se plaint de ne pouvoir faire des mouvements avec un bras, sans éprouver de la douleur à la région scapulo-humérale, elle se sent moins forte, l'énergie musculaire est affaiblie. Portons-y la main. A la pression on constate que le deltoïde est douloureux dans sa partie médiane, ou antérieure, ou postérieure, ou dans sa totalité. Si on compare avec le même muscle de l'autre épaule, on remarque dans celle-ci l'absence de douleur aux points correspondants. Celui qui en est le siège est plus dur, plus épaissi, moins souple que l'autre.

Nous pouvons conclure déjà qu'un muscle douloureux, induré, moins souple a perdu son énergie de contractilité.

Mais il ne faut pas se borner à ces constatations ; il est également intéressant de rechercher les causes de ces phénomènes et d'en déduire des conséquences au point de vue pathologique et thérapeutique.

C'est une partie de cette étude que je vais essayer de faire.

Mes observations, qui sont le résultat d'une longue pratique du massage, n'ont fait que corroborer les recherches expérimentales de Bouchard, Charrin, Gley, Babinsky, Roger, Ruffer, d'Arsonwal, etc., etc.

C'est une étude bien passionnante et pleine

d'attrait. J'ai reconnu des choses nouvelles pour moi, qui ont bouleversé une partie de mes anciennes croyances médicales et qui, tout en simplifiant la nosologie, plaideraient en faveur de l'*unité nosographique des myasthénies*.

Mon but n'est pas de faire une étude complète du massage proprement dit ; je tiens à me limiter à ses effets physiologiques et à ce qu'il peut produire dans les maladies par ralentissement de la nutrition.

LE MASSAGE

Ce qu'on entend en général par *massage*, consiste principalement en frictions plus ou moins légères et en petits tapotements sur le corps.

Les manœuvres qu'il comporte sont inoffensives quand on reste dans les limites qui n'intéressent pas les organes internes. Tout le monde peut les pratiquer sans danger.

Ce massage, dit *hygiénique*, est celui que l'on fait dans les établissements de bains. Le personnel, avec quelques indications y est vite formé et se recrute facilement. Ainsi on voit tel, qui est boutiquier, valet de chambre, plâtrier, charretier même, etc., illettré ou non, devenir pendant la saison balnéaire, masseur et même doucheur (1). Il n'y a aucun inconvénient à cela (je parle pour le massage hygiénique), tant qu'on ne sort pas de ces manœuvres,

Celui dont je vais décrire les effets est tout autre. On l'applique au traitement des maladies aiguës ou chroniques, dont la liste va toujours grandissant. Le procédé opératoire n'est plus le même et peut présenter des dangers dans son application. Il n'offre cependant aucune difficulté, mais il est de toute nécessité d'avoir les connaissances d'un docteur en médecine pour être aussi certain que possible du diagnostic et bien reconnaître à quel organe, à quelle lésion on a à faire, afin d'apprécier les conséquences et la durée des manœuvres, tant pour l'affection locale que pour l'état général.

Le masseur doit être doué d'un toucher très délicat, qui ne s'acquiert qu'après une assez longue pratique. Son attention doit toujours être portée sur les points qui touchent ses doigts. Il est parfois bien difficile, pour ne pas dire impossible, de n'avoir aucun doute pour reconnaître les organes ou les lésions qu'on manipule à travers les téguments. Aussi faut-il avoir la prudence et la science d'un homme de l'art pour éviter les accidents dûs à une trop grande témérité ou pour ne pas tomber dans un excès contraire et ne rien faire.

Afin d'écarter une confusion, l'expression de *massage* ne devrait pas être employée pour celui qui est appliqué au traitement des maladies, puisqu'il indique déjà autre chose, celle de *massage thérapeutique*, en conservant le mot, maintient encore cette confusion. Celle de massothérapie est peut-être préférable ; mais la dénomination qui lui conviendrait le mieux, serait celle de *traitement manuel des maladies*, si ce n'était trop long.

Déjà de nombreux médecins ont appliqué le massage au traitement des maladies, et ont eu d'excellents résultats, mais cette méthode, favorablement acceptée d'abord à l'étranger, n'a pénétré que tardivement en France, où l'on s'est tenu sur ses réserves, jusqu'à ce que l'efficacité en soit bien démontrée par l'expérience. Aujourd'hui c'est chose faite.

Encouragés par son succès, les élèves gymnastes de l'École de Stockholm se sont dispersés un peu partout pour pratiquer ces manipulations. Ils les font certainement mieux que des garçons de bains, mais ils devraient s'en tenir au massage hygiénique et à la gymnastique. Leurs études peu approfondies sur l'anatomie, la physiologie et la pathologie ne leur permettent pas de traiter des maladies et de se substituer, en quelque sorte, à un docteur. J'en ai connu plusieurs qui se donnent ce titre, d'autres, plus timorés, celui de médecin ; ils ont même leurs heures de consultation dans leur cabinet ! Leur certificat ou diplôme, leur confère un titre qui n'a pas sa traduction littérale en français et qui correspond à peu près à *maître gymnaste*. Les élèves de Joinville-le-Pont en obtiennent de similaires. En Suède, quantité de jeunes gens, de jeunes filles, d'instituteurs, d'officiers de l'armée en sont munis. En traitant des maladies, non seulement ils exercent illégalement la médecine, ce qui n'est que contraire à la loi, mais ils peuvent occasionner des accidents, ce qui est plus grave.

Le massage est parfois comme une arme à deux tranchants dont il ne faut se servir qu'avec la plus grande circonspection ; bien appliqué il est très utile, intempestif il devient nuisible. C'est un précieux moyen pour confirmer ou infirmer un diagnostic dans certains cas douteux.

La manière d'opérer ne peut se décrire facilement, elle change à chaque instant et d'après ce qu'on a à faire. Celui qui sera habile des mains aura rapidement saisi et acquis le modus faciendi, un maladroit, jamais.

Les manœuvres générales consistent en compressions, en frictions, en écrasements des téguments avec les doigts, surtout avec le pouce, d'abord avec douceur, puis on augmente l'effort progressivement.

La technique, proprement dite, du massage n'entre pas dans le cadre que je me suis proposé de traiter. Je renvoie le lecteur aux nombreux ouvrages qui ont déjà paru, pour s'en faire une idée qui, toutefois, ne pourra être complète, puisqu'il existe autant de méthodes que d'opérateurs. Peu importe le procédé, il s'agit d'arriver au même but.

EFFETS PHYSIOLOGIQUES

Lorsqu'on malaxe une région musculaire du corps humain, on voit se produire deux phénomènes bien distincts : tout d'abord de la pâleur, qui est de courte durée, ensuite de la rougeur, qui est plus stable.

En nous attachant seulement à ces deux premiers effets du massage, pâleur et rougeur, car il en existe d'autres, comme nous le verrons dans la suite, nous constatons déjà que son action mécanique a comprimé et diminué le calibre des vaisseaux sanguins qui se trouvent dans cette région et, par suite, refoulé le sang dans les parties voisines ou vers le cœur. La compression ne suffit pas pour expliquer cette pâleur, ce phénomène est plus complexe, d'autres facteurs entrent en jeu, car s'il n'y avait que cette action, l'effet persisterait autant que la cause, ce qui n'a pas lieu, puisqu'elle est de courte durée et suivie immédiatement par la rougeur qui va toujours en augmentant avec la prolongation du massage au même endroit.

La théorie que l'on accepte généralement pour expliquer ce retrait du sang, fait intervenir l'action des vaso-moteurs. Ceux-ci agiraient non simultanément, mais successivement et en sens inverse. Les vaso-constricteurs seraient les premiers impressionnés et provoqueraient le resserrement des tuniques musculaires des vaisseaux sanguins. En outre de l'action sur ce système nerveux, le massage fait naître dès le début une contraction sposmadique des muscles qui entrent dans la formation des tuniques vasculaires, comme cela a lieu pour tous les autres muscles et qui cesse en peu de temps. Telle est l'explication de la pâleur.

Les vaso-dilatateurs n'entrant en action qu'après les constricteurs, appelleraient le flux sanguin dans les vaisseaux dilatés et seraient cause de la rougeur.

L'accélération des battements du cœur quoique d'un faible effet, puisque ce phénomène ne se produit que lorsque la rougeur a déjà fait son apparition à la suite d'un massage prolongé, doit être ajoutée à l'action des vaso-dilatateurs.

Le ramollissement des parties massées favorise également la production de la rougeur. Les vaisseaux, jusque dans leurs ramifications extrêmes, étant moins comprimés, augmentent de volume, d'où hyperhémie locale.

Le troisième phénomène constaté par l'action du massage, est la chaleur. Il suffit de malaxer 8 à 10 minutes une surface musculaire limitée, d'y appliquer la main, ou mieux un thermomètre et le porter ensuite sur des parties éloignées ou correspondantes et on pourra vérifier que la différence de température peut varier entre 1 degré 1/2 centigrade et 4 degrés. *Cette élévation de température est due à l'activité des échanges nutritifs provoquée par la malaxation. Le pouvoir thérapeutique du massage se résume presqu'en entier dans cet effet,* quoiqu'il ne soit pas le seul important. Phénomène bien précieux qui dévoile déjà tout le profit qu'on peut en tirer pour les maladies par ralentissement de la nutrition.

Le massage des tissus souples met en contact plus intime les éléments primitifs qu'un état morbide tenait séparés et dont les échanges physiologiques ne s'opéraient que lentement, il facilite ainsi leur *combinaison* et la transformation des matières albuminoïdes en urée, dernière expression de la nutrition, pour les produits azotés. Or qui dit combinaison ou fermentation, dit *chaleur*. Cette seconde qui n'est que l'effet de la première, en est inséparable.

Il est bien reconnu à présent, et l'analyse le démontre, qu'après le massage le taux de l'élimination de l'urée est plus élevé qu'avant.

Toute action musculaire active les phénomènes de la nutrition et produit de la chaleur. Tant que cette activité est modérée et que l'élimination des excreta, résultat des échanges nutritifs, peut se faire normalement on ne ressent que du bien-être ; mais si cette dépense d'énergie musculaire est poussée plus loin, les déchets deviennent plus abondants, leur absorption se trouve inférieure à leur production et les muscles en restent gorgés, ce qui constitue *la fatigue*. Celle-ci, qui peut être envisagée comme un état pathologique passager, met l'organisme dans un état d'infériorité de résistance contre toute action morbide.

Le massage, en activant la circulation dans les vaisseaux sanguins et lymphatiques, provoque chez eux une augmentation considérable dans l'absorption des éléments désassimilés, c'est-à-dire complètement ou incomplètement transformés. Ces déchets entraînés par le torrent circulatoire, sont éliminés par les reins. La transformation des éléments absorbés se continuant dans le sang, augmentent la température et accélèrent les mouvements cardiaques. Ils produisent ce qu'on appelle *la fièvre*.

La durée de cette hyperthermie, après le massage est proportionnelle à la quantité de substances protéiques qui achèvent de se transformer localement ou dans la circulation; toutes n'aboutissent pas à cette évolution complète, mais elles sont de même éliminées par les reins et se retrouvent dans les urines qu'elles colorent ou qu'elles troublent.

L'augmentation du pouvoir d'absorption par le massage est utilisée dans le traitement des épanchements de toutes sortes, aussi bien sanguins que séreux. Dans les ecchymoses, c'est par la division extrême du caillot, par son écrasement jusqu'à la liquéfaction, qu'il le dissémine dans les parties voisines, le met en contact avec une plus grande surface de vaisseaux capillaires et lymphatiques et que l'absorption a lieu. Si on ne provoque pas cette absorption, il se forme dans l'épanchement un commencement d'organisation qui prend de plus en plus de la consistance. Le massage le fait disparaître en détruisant les brides et les tissus de nouvelle formation.

Un autre résultat du massage est d'atténuer la sensibilité nerveuse, lorsque celle-ci est exagérée par un traumatisme ou toute autre cause. Ce phénomène .paraît, au premier abord, invraisemblable. Il n'est pas facile, en effet, d'accepter qu'une friction, douloureuse au début finisse par devenir indolore en la continuant et même en augmentant la pression. Il faut pour l'obtenir commencer par un effleurage très léger et, autant que possible, insensible, puis augmenter la pression à mesure que les parties massées se ramollissent. C'est un résultat qui n'est pas à négliger, non seulement pour le traitement de certaines affections où le simple contact est très douloureux, mais aussi pour le patient qui ne pourrait le supporter longtemps.

Cette douleur est provoquée par le déchirement des tissus, dans lesquels sont compris les filets nerveux et par la compression que ait l'hémorrhagie, due au traumatisme, sur les parties voisines.

Nous avons vu que les muscles se fatiguent,

c'est-à-dire perdent leur énergie, lorsque la production des éléments d'élimination l'emporte sur l'absorption. *Ces produits demeurent dans les parties molles, les engorgent, s'y accumulent et diminuent leurs fonctions physiologiques, qui sont, pour les muscles, l'extensibilité et la contractilité, autrement dit l'élasticité.* Le massage fait cesser, non seulement cet état myasthénique, mais il peut, en outre, emmagasiner, accumuler, dans les muscles une vigueur plus grande que celle déployée au début pour arriver à cette fatigue.

Une expérience que chacun peut reproduire sert à le démontrer. Elle consiste à se fatiguer un bras en élevant et abaissant fréquemment un certain poids. Lorsque l'effort musculaire n'a plus d'action, on frictionne ce bras, dans le sens du courant veineux, pendant 6 à 8 minutes et on est tout surpris de pouvoir recommencer immédiatement avec un poids plus lourd et pendant un temps plus long que la première fois.

Quand on fait l'ascension de la grande pyramide d'Egypte, les Bédouins, qui accompagnent utilisent ce moyen, à chaque station, pour rendre les forces épuisées ; ils s'empa-

rent du touriste et frictionnent vigoureuse-
ment les jambes, les cuisses et les lombes.
Ce n'est certes pas superflu. Je conseille à ces
ascensionnistes de les laisser faire, tout en
surveillant...... leurs poches. Cette petite opé-
ration les rendra plus alertes et le bakchich,
que l'on donnera à ces *hakim* (médecins)
d'occasion, ne sera pas volé.

La dose, c'est-à-dire la durée, l'énergie et
l'étendue du massage est différente pour
chaque sujet. Il faut la graduer selon la tolé-
rance de chacun. Elle dépend de beaucoup de
choses : de l'âge du sujet, de l'état plus ou
moins chronique ou plus ou moins généralisé
de la maladie, de l'état des muscles et des
autres organes, surtout des reins ; car il ne
faut pas oublier qu'ils sont la porte de sortie
des excreta. Un massage prolongé outre
mesure, amène tous les degrés de la fatigue.
On ne doit pas négliger aussi l'inspection des
urines, qui doivent guider le médecin ; si elles
sont troubles et peu abondantes, il faut s'abstenir le jour suivant ou agir sur une moins
grande surface du corps et moins intensive-
ment.

Si la dose du massage était dépassée, il
convient, pour faire cesser les accidents qui

peuvent en résulter, de purger le malade. Le sulfate de soude m'a toujours bien réussi. L'abondance de liquide qu'il extrait du corps élimine une notable partie des excreta ; ce qui prouve que lorsque des organes (ici ce sont les reins) sont insuffisants, pour une cause quelconque, à remplir leurs fonctions, les autres y suppléent dans la mesure de leur pouvoir, comme je l'ai démontré dans ma thèse inaugurale : *de l'urée dans les vomissements.* S'il ne survient qu'un peu de trouble dans les urines et une légère pesanteur dans les reins, quelques verres d'eau de Vichy suffisent pour faire disparaître cet inconvénient et permettent de continuer journellement les séances, sans interruption.

Les eaux sodiques quelles qu'elles soient semblent agir comme antiseptiques en neutralisant ou peut-être en diminuant l'action des toxines.

Un massage intensif et trop prolongé, en activant les échanges nutritifs, produit une augmentation de matériaux d'élimination ; absorbés, ils sont charriés par le sang dans tout l'organisme ; les reins, s'ils sont sains, en laissent passer la plus grande partie avec l'urine, mais à cause de la surabondance, l'activité du travail rénal ne peut pas toujours suffire et il se forme une obstruction. Ces déchets restent dans le sang qui devient moins normal, puisqu'il est chargé de produits étrangers ; on voit alors survenir toute une série de phénomènes : de la fatigue, de la courbature, de la tendance au sommeil, de la céphalalgie. Ces matériaux pour être éliminés empruntent la voie digestive, l'encombrent et donnent lieu à un embarras gastrique. A un degré plus avancé ils produisent de la diarrhée, des vomissements, des sueurs profuses, etc., enfin mettent en activité toutes les fonctions éliminatrices en les exagérant.

Je ne puis résister à citer une observation qui corrobore ce que je viens de dire : Le Docteur X..., atteint de myasthénie généralisée et, par suite, névropathe, me manifesta un jour beaucoup d'incrédulité sur l'action du massage. Il ne voulait parler que du seul qu'il connût, celui que l'on fait dans les établissements de bains. Je lui fis observer que ce n'était pas la même chose, mais il n'en continua pas moins à me mettre au défi de produire chez lui le moindre changement dans son état. Certes, la démonstration était trop facile sur un organisme comme le sien et je lui conseillai de ne pas se prêter à cette expérience. Il insista et, comme nous étions dans son cabinet, je commençai à l'instant même. Après avoir massé la moitié du corps, je lui dis que nous ferions bien d'en rester là. Il me pria de continuer, ce que je fis mollement de peur de provoquer des troubles trop intenses. La séance avait duré 35 à 40 minutes sans cesser, ce qui était long pour son état particulier. Environ 10 minutes après il fut pris d'un frisson intense. — Je le quittai. — Le lendemain il m'envoyait par son domestique un billet contenant textuellement ceci : « J'aurais dû vous croire, tout ce que vous m'avez dit est arrivé : insomnie, céphalalgie intense, vomissements, langue saburrale, embarras gastrique, maux de reins, urines chargées et rares, sueurs profuses, diarrhée ».

Je dois ajouter que ces accidents, lorsqu'ils arrivent, n'ont guère lieu qu'au début, par suite d'un massage trop énergique ou d'une trop longue durée. Il faut avoir de la prudence et bien reconnaître l'état musculaire du sujet que l'on traite.

Je suis obligé, dès à présent, de faire une digression dans le domaine biologique qui paraît, tout d'abord, n'avoir aucune connexion avec le massage, mais qui, cependant, s'y rattache étroitement. Elle sert à montrer à quelles affections il peut être utilement appliqué et le profit que le médecin peut en tirer.

Il est admis aujourd'hui, que la plupart des affections sont produites par des agents venus du dehors, des microbes, qui ont la propriété de se reproduire, lorsqu'ils trouvent un milieu, un terrain de culture qui leur convient.

La bouche est la porte d'entrée la plus fréquente de ces produits infectieux, par la respiration ou la déglutition. Le pharynx et ses annexes sont les premiers réceptables où se fixent et se développent ces agents pathogènes, à la condition, toutefois, que leurs surfaces aient déjà subi une altération. Les angines, les maladies éruptives, les érysipèles, etc., n'ont pas d'autre origine.

Ces colonies microbiennes, fixées dans les replis du voile du palais, aux amygdales, au rhino-pharynx, sécrétent, comme on le sait, des produits complexes qu'on appelle toxines. Celles-ci pénètrent dans le tube digestif avec la salive et les aliments où ils ne provoquent aucune action sur ces organes s'ils sont exempts de lésion, elles se mélangent au chyme, puis au chyle et au sang avec lequel elles se répandent dans tout le corps, pour être ensuite détruites par les reins et rejetées avec les urines. Tant que l'organisme demeure à l'état normal la présence de ces poisons dans le torrent circulatoire, ne se manifeste par aucun trouble ; mais qu'une désorganisation (traumatisme) ou un abaissement de température se produise et immédiatement l'intoxication a lieu.

La bile et le suc pancréatique, qui ont pour but de détruire les ferments infectieux et leurs produits, peuvent amener une diminution de ces poisons, mais n'atteignent pas la totalité. Si le foie et le pancréas sont altérés, la quantité de toxines que contient le sang devient dès lors plus grande. Qu'il survienne, pour différentes causes, une altération dans l'organisme et l'énergie de vitalité sera ralentie par l'action des toxines, entraînant tout le cortège des divers phénomènes dont je vais m'occuper et formant un véritable état pathologique, qui est, comme nous le verrons, rectifiable par le massage.

Il est admis pour la goutte que les urates, charriés par le sang, se déposent dans les tissus où la circulation est la moins active (aux orteils, aux lobes des oreilles, aux doigts des mains). Il semble en être de même pour les toxines, qui manifestent une action plus énergique aux endroits où la circulation passe d'un milieu moins dense dans un autre plus dense, où elle devient plus lente et retient ces poisons en contact plus prolongé avec les téguments. On voit en effet, que les extrémités des muscles ou des tendons, à leurs insertions sur les os, sont les premières atteintes.

L'effet des toxines sur les tissus, se manifeste tout d'abord par un ralentissement dans l'activité des changements de la cellule primitive et par conséquent dans l'élaboration de la matière. Elles neutralisent le ferment qui provoque le dédoublement de cette cellule, son hydratation et sa déshydratation (Bouchard). Les phénomènes nutritifs ou vitaux sont donc frappés de ralentissement. Cet état anormal, devenant permanent, donne lieu à une accumulation des produits d'élimination, ou d'autres non entièrement transformés (acide urique, urates, éléments graisseux, sucre). Cette agglomération se traduit par une augmentation de volume et un durcissement des endroits atteints. Il y a *induration*.

Dans ces conditions les muscles ne peuvent se contracter en tirant sur leurs points d'attache, sans éprouver de la douleur, ou tout au moins une gêne, qui rend les mouvements moins énergiques.

C'est la *Myasthénie* (μῦς muscle — α privatif — σθένος force).

Si maintenant nous voulons nous souvenir que la majeure partie des muscles, s'insérant au voisinage des épiphyses articulaires, peuvent ainsi avoir une douleur vague, dans certaines conditions, sans que les surfaces articulaires elles-mêmes soient en rien atteintes, nous aurons des symptômes communs avec l'*arthritisme*.

La myasthénie, qui est le premier degré d'une suite d'états pathologiques, doit être envisagée comme synonyme d'arthritisme, la genèse étant la même. Je préfère la dénomination de myasthénie parce qu'elle me paraît mieux exprimer quelle est la partie atteinte.

L'induration commence généralement par les extrémités des muscles, elle augmente ensuite en volume et envahit le reste des parties charnues. Le résultat est la perte des fonctions des muscles, la contractilité et l'extensibilité.

L'augmentation de volume des muscles, conséquence de l'induration, exerce une compression sur tous les organes qui les pénètrent ou qui les avoisinent. Les nerfs, les veines, les artères, les lymphatiques, subissent son action, ils sont ainsi troublés dans leurs fonctions.

L'atrophie est la conséquence de ces indurations, par la faiblesse et l'inaction qu'elles provoquent dans les muscles.

Les organes atteints par l'influence des toxines ne sont pas seulement limités à ceux de la vie de relation, pour ce qui concerne les parties molles, mais également à tous ceux qui ne sont pas soumis à l'action de la volonté : le tube digestif, le cœur, les tuniques des artères et des veines, etc. C'est, en somme, une *sclérose* qui peut se présenter sous différentes formes et le plus souvent aux insertions, son lieu d'élection, comme nous l'avons vu, ou à un point quelconque du corps du muscle, mais de préférence sur son bord aminci, lorsqu'il en existe, ou en masse, d'une façon diffuse ou en granulations. Cette dernière forme se remarque surtout dans le tissu cellulaire sous-cutané.

Sous l'influence d'un abaissement thermique ou d'un traumatisme, l'action des toxines devient plus intense sur les organes qui ont déjà subi un affaiblissement dans l'énergie de leur vitalité, lorsqu'ils sont fatigués. C'est ainsi qu'après une marche active, un peu prolongée, si l'on s'assied sur une touffe d'herbe fraîche ou une pierre froide on peut ressentir plus tard de la douleur dans les fessiers, qui va s'irradiant dans toute la jambe en suivant le trajet du nerf sciatique. Si on examine l'état des muscles on constatera qu'ils ne sont plus aussi souples et que la pression augmente la douleur. On voit de même des enfants, après les jeux de la récréation, rentrer à l'étude où ils se trouvent exposés, d'un seul côté, à un courant d'air ; celui-ci, quoique léger, peut provoquer une évaporation plus grande de la transpiration et abaisser ainsi la température sur cette partie du corps. Elle deviendra engourdie, il y aura de la gêne dans les mouvements et même un endolorissement ;

l'autre moitié ne subira aucun changement. C'est ce qu'on appelle *hémiasthénie*.

Il en est de même pour le tube digestif comme pour tous les autres organes. Les toxines contenues dans leurs cavités ne paraissent pas cependant avoir une influence directe bien manifeste ; il semble nécessaire qu'elles soient apportées par le sang pour atteindre les éléments primitifs de leurs parois et en retarder les transformations. Par le torrent circulatoire ces poisons pénètrent tous les organes et demeurent inactifs jusqu'à ce que les circonstances accidentelles que j'ai dites (traumatisme, refroidissement), donnent prise à leur virulence. Les parois musculaires du tube digestif étant atteintes, sous l'influence d'une de ces causes déterminantes, perdent leurs fonctions d'élasticité. Sollicité à se distendre par la poussée interne des aliments, l'estomac demeure dans cet état et ne revient sur lui-même que très lentement : il est *dilaté*.

L'intestin subit les mêmes phénomènes morbides ; les mouvements péristaltiques deviennent moins énergiques, se ralentissent ; les matières ne cheminant plus s'accumulent dans l'intérieur, le dilatent, s'y durcissent et donnent lieu à une *constipation chronique*.

Le cœur lui-même, qui est un muscle, est aussi soumis à l'action des toxines. Les altérations qu'on y voit survenir sont dues au ralentissement dans les échanges nutritifs. L'atrophie, quand elle a lieu, se manifeste d'abord aux piliers des valvules, affectant, comme cela se voit dans tous les autres muscles, les parties les plus denses où la circulation est moins active ; l'atrophie progressant, il arrive un moment où l'énergie de la systole l'emporte sur la résistance d'un ou de plusieurs piliers et ils se rompent.

Ces perturbations organiques, qui sont de la sclérose, n'affectent pas seulement l'organe central de la circulation, on les retrouve dans la continuité des vaisseaux. Les tuniques musculaires des artères résistantes et doubles se durcissent, celle des veines plus souples et uniques ne pouvant résister à la pression interne se dilatent. Il se produit une artériosclérose pour les premières et des varices pour les secondes.

En déduction de cette manière d'envisager les indurations localisées dans les muscles de la locomotion et dans ceux des vaisseaux sanguins, ne pourrait-on pas admettre qu'elles sont une des causes de production de la con-

gestion et de l'hémorrhagie intra-cranienne ?
Je pense que oui. Quelques cas que j'ai eu
à traiter par le massage sembleraient le confirmer.

On a remarqué que les arthritiques ou myasthéniques, de même que ceux qui ont de fré-
quents refroidissements aux muscles de la
région cervicale, souvent atteints de torticolis,
de céphalalgie, de rhumatisme, sont plus
sujets que les autres aux épanchements sanguins cérébraux. Lés muscles du cou s'indu-
rent et, par cela même, exercent une compression permanente sur les vaisseaux sanguins
contigus ; les artères plus profondes et rigides
résistent d'abord, mais le calibre des veines,
plus souples, est diminué. Le sang qui fait
retour du cerveau au cœur, passe, dès lors, en
moins grande quantité. Au-dessus de cette
obstruction de la région cervicale, les veines
se dilatent jusque dans leurs ramifications les
plus ténues; le sang artériel, dans sa transformation en sang veineux, se heurte par ce fait
à un barrage qui en ralentit le cours. Il se
forme une pléthore sanguine intra-cérébrale.
Si, dans ces conditions, les vaisseaux ne sont
pas indemnes de l'action des toxines, c'est-à-
dire s'ils ont un commencement de sclérose,

il pourra se produire de petits anévrysmes circinés qui contribueront à augmenter la compression ou faciliteront l'hémorrhagie.

L'autopsie semble confirmer cette explication.

Deux théories sont en présence pour expliquer la destruction des bactéries dans le corps vivant : l'une admet un état chimique des humeurs qui aurait une action bactéricide ; l'autre, la formation de nouvelles cellules (leucocytes) qui seraient phagocytaires.

Ce pouvoir destructif s'opère par altération, il diminue la virulence des microbes et, par suite, de leurs produits solubles, les toxines. Pour que cette destruction, ou neutralisation ait lieu, il est nécessaire que le corps vivant possède un certain degré de température, particulier à chaque agent infectieux. Elle entre comme le principal facteur dans l'action altérante des agents nocifs intoxicants, sans elle, elle n'a pas lieu.

Voici comment s'exprime le Professeur Bouchard (congrès de Bordeaux 1895) à ce sujet : « Dans la série des transformations des ma« tières azotées, il est un stade particulière-

« ment intéressant pour le physiologiste et le
« médecin, c'est celui où la désassimilation
« commence et où les transformations excré-
« mentitielles ne s'effectuent pas encore. Pep-
« tones, albumines, globulines, albuminoses,
« alcoloïdes de désassimilation, possèdent des
« actions physiologiques puissantes. Nous
« disons couramment, peut-être à tort, qu'elles
« ont un haut degré de toxicité.

« Tous les stimulants dont nous faisons
« usage (thé, vin, café, etc.) doivent leur pro-
« priété stimulante à des composés chimiques
« qui tuent, eux aussi, quand on emploie la
« dose suffisante; ils sont toxiques, d'ail-
« leurs, comme tous nos médicaments, comme
« l'extrait de viande, l'extrait alcoolique des
« muscles et du foie, selon mes expériences,
« comme l'extrait aqueux du muscle fait à
« chaud, selon Charrin et Ruffer. C'est la
« toxicité de produits avancés de désassimila-
« tion, presque de produits excrémentitiels.
« A Roger appartient d'avoir démontré la
« toxicité des premiers produits encore albu-
« minoïdes de la désassimilation. Cette toxicité
« est supprimée par la chaleur ».

Le degré thermique n'est pas le même pour
la destruction des poisons physiologiques s'ils

sont de provenance de muscles morts, ou de ceux dont tout l'organisme vivant est imbibé. Pour ces derniers, la chaleur normale suffit, avec l'aide des produits de nouvelle formation (leucocytes). Favoriser ou provoquer la formation de ces deux éléments de défense n'est donc pas à négliger.

C'est au massage qu'il faut s'adresser.

L'influence héréditaire des toxines n'est pas douteuse. De même qu'elle est l'origine des diathèses acquises, de même aussi elle transmet son intoxication aux descendants de ceux qui en sont atteints, pour les affections constitutionnelles, comme pour les difformités (expériences de Charrin et Gley). Le Professeur Bouchard, dans son ouvrage sur les *maladies par ralentissement de la nutrition*, cite de nombreuses observations qui montrent avec évidence la connexité qu'il y a entr'elles et l'influence héréditaire. Elles sont dues à la modification des éléments primitifs, sous l'action des poisons physiologiques. L'obésité, la gravelle, le diabète, la goutte, les indurations musculaires, la lithiase biliaire, la dyspepsie, la sclérose, l'eczéma et peut-être aussi l'albuminurie, sont le résultat direct du pouvoir des toxines. .

Le rhumatisme, dit musculaire, la pleurodynie, le lumbago, le torticolis, la dilatation de l'estomac, la constipation, les hémorrhoïdes, les varices, les hyperhémies et hémorrhagies cérébrales, les lésions organiques du cœur, certaines céphalalgies, l'arthritisme, la scoliose, la neurasthénie, l'hypochondrie, etc., ne sont aussi que le résultat d'une intoxication par les poisons physiologiques.

L'influence originelle, transmise par les parents est certaine et c'est pour cette raison qu'on ne trouve pas toujours chez les sujets les causes acquises des troubles ou des déformations dont ils sont porteurs.

Je crois qu'il faut s'abstenir du massage dans l'évolution d'une affection infectieuse, c'est-à-dire à l'état aigu et d'invasion. J'entends par là qu'il ne faut pas agir sur le foyer infectieux ; mais on peut le faire, avec circonspection, sur une région éloignée, comme on l'a pratiqué dans la fièvre typhoïde, la tuberculose, etc. On y trouve au contraire un moyen de fortifier l'organisme entier et de le mettre dans un état très favorable pour la lutte contre l'envahissement des bactéries et peut ainsi amener la résolution. Un médecin militaire Russe, M. le Dr Smirnow, a souvent pratiqué le massage chez les typhiques qui présentent des troubles circulatoires, qui ont de la congestion hypostatique et de l'œdème pulmonaire. Les manœuvres portent surtout à la partie supérieure du corps, aux épaules, au cou, à la tête. On voit alors les symptômes s'amender, la respiration devient plus normale, le pouls se relève, la cyanose disparaît et l'œdème se résorbe. Dans les autres affections infectieuses qui ne présentent pas les caractères que je viens de nommer, je ne pratique le massage que lorsque la maladie quitte sa phase aiguë, alors seulement que les microbes ont diminué de virulence. On peut cependant ne pas rester inactif. C'est ainsi qu'au début de l'influenza, qui provoque une grande faiblesse dans tout le système musculaire, je ne fais que des vibrations rapides sur le foie et un massage énergique à l'épigastre, de manière à atteindre le pancréas. Mon but est d'activer la sécrétion de ces organes et d'exciter une plus grande production de bile et de suc pancréatique, qui, tous les deux, contribuent à détruire les agents infectieux avec lesquels ils sont en contact.

Lorsque l'état fébrile a diminué, c'est-à-dire que la chaleur, inséparable de la fièvre, a déjà accompli son œuvre de destruction ou d'atténuation parmi les agents infectieux, on peut commencer le massage, mais encore il faut le faire avec prudence.

De l'enflure. — Parmi les affections susceptibles d'être traitées par le massage, il faut comprendre en première ligne celles qui présentent du gonflement, de l'empâtement, de l'œdème, ainsi que celles qui sont récentes, telles que entorses, luxations, fractures, contusions, rhumatismes dits musculaires, etc., comme celles qui sont chroniques ; mais dans ces dernières, la durée du traitement est plus longue.

Quelle est la cause de ce symptôme ? Les opinions sont partagées : les uns s'accordent à l'attribuer à l'hémorrhagie, quand il y en a. conséquence de la déchirure des téguments. La compression qu'elle fait sur les parties voisines donne lieu à une stase du sang qui dilate les veines et permet à sa partie la plus fluide de passer à travers les mailles de son tissu. Cette explication n'est pas applicable à tous les cas ; cet effet ne serait que secondaire, car il n'y a pas toujours hémorrhagie et l'enflure n'en existe pas moins, comme dans le rhumatisme qui survient après une influence du froid. Ce sont les toxines, qui, sous l'action du traumatisme ou d'un abaissement de température, parésient les vaso-moteurs. J'en ai parlé au début, je n'ai pas à y revenir. Le massage, par l'absorption rapide qu'il provoque, fait disparaître ce phénomène :

1° en ramollissant les tissus ;

2° en provoquant une activité plus grande dans les mutations nutritives, il se produit une véritable combinaison ou fermentation, d'où

3° augmentation de calorique, d'où

4° atténuation de la virulence des toxines,

5° excitation des vaso-moteurs, qui cessent d'être parésiés,

6° fonctionnement normal des vaisseaux sanguins,

7° circulation plus libre,

8° absorption plus active et disparition de l'enflure.

Indurations. — Divers auteurs ont donné le nom de *myosites* et même de *myosites chroniques d'emblée* aux indurations qui se forment dans différents tissus de l'organisme, les muscles, le tissu adipeux, le tissu cellulaire, les nerfs, la peau. Le premier terme est impropre, puisqu'il se produit ailleurs que dans les muscles, et la réunion des deux autres jure étrangement et proteste d'elle-même. C'est pour cela que je préfère la dénomination d'*induration*.

Nous avons vu que ces duretés sont dues à l'action des toxines sous l'influence d'un traumatisme ou d'un abaissement de température. J'ai dit également que de nombreuses causes peuvent fournir ces poisons physiologiques : une angine aiguë ou chronique, une mauvaise digestion, un corriza, une bronchite aiguë ou chronique, une fièvre éruptive, une pneumonie, une pleurésie, etc. Tout microbe qui se localise et se reproduit dans le corps donne naissance à une sécrétion de poisons appelés toxines. L'être humain doit être envisagé, par hérédité ou par acquisition, comme infecté d'une manière permanente, mais à l'état latent, possédant en lui-même les éléments nécessaires pour neutraliser cette infection. Un de ces éléments est la chaleur.

Ces indurations se présentent sous différentes formes : en *plaques* quand elles sont étendues et minces, occupant une portion d'un muscle ; *granulées* lorsqu'elles sont disséminées un peu partout sous forme de graviers de diverses grosseurs. La première affecte toujours les muscles, la seconde le tissu adipeux ou cellulaire, sans régularité dans leur localisation. Une autre forme ressemble à une petite bourse séreuse aplatie et dure que l'on rencontre à l'insertion des muscles ou des tendons sur les os, parfois sous un muscle large reposant sur une surface osseuse. Il y a aussi la forme en chapelet, ressemblant à une succession de ganglions lymphatiques engorgés.

L'induration n'est pas toujours bien circonscrite, elle diminue progressivement pour se perdre dans les parties molles. La douleur particulière et caractéristique de ces duretés, que provoque la pression du doigt, permettra d'en reconnaître la présence ; elle est parfois très

vive et donne l'impression d'un clou brûlant
que l'on enfonce dans les chairs. Tous ceux
qui l'éprouvent expriment cette comparaison.
Un autre caractère de cette douleur est qu'elle
disparaît totalement et brusquement dès
qu'on cesse la pression.

A l'état aigu, on peut remarquer de la rougeur, de la chaleur et du gonflement ; l'état
chronique n'offre rien d'anormal, sinon un
léger gonflement, de l'épaississement du muscle induré, à moins que l'atrophie ou la déformation. qui en sont la conséquence, n'aient
déjà commencé.

Dans les membres inférieurs, principalement du côté externe de la cuisse, ces indurations donnent lieu parfois à des picote-
ments, des fourmillements, de la pesanteur et
de l'engourdissement, qui sont dûs, peut-
être, à la gêne de la circulation, symptômes
d'un commencement de diminution d'énergie
dans la contractilité du muscle. Il peut survenir aussi de l'analgésie cutanée légère ; un
trait fait avec l'ongle est encore senti, mais
un effleurage passe inaperçu.

La douleur provoquée par ces indurations
musculaires varie d'intensité suivant la durée
de la maladie, son état plus ou moins chro-

nique. Parfois elle ne se manifeste que lorsque les muscles atteints se contractent et cesse dès qu'ils sont au repos. Elle peut être constante et même revêtir une forme périodique. Ces différents aspects peuvent donner lieu à des erreurs de diagnostic, qui seront évitées si on n'omet pas de rechercher avec la main les duretés musculaires. Un obstacle s'oppose quelques fois à les reconnaître tout d'abord, c'est l'abondance de la graisse. Elles sont protégées par ce tissu adipeux qui cède et amortit la pression, mais la douleur apparaît vite lorsqu'on fait une friction un peu forte ou prolongée.

Les indurations récentes, *a frigore*, passent assez facilement sans intervention, en les soustrayant à la cause qui les a produites et en y maintenant de la chaleur. Si leur disparition n'est pas complète, la dureté qui reste peut former un noyau central qui sera le point de départ d'une induration chronique, car nous avons vu que l'envahissement est un de ses caractères. Si les bains de vapeur, les douches, l'iodure de potassium, le salicylate de soude ou autres médicaments employés n'ont aucune action, le massage peut amener un résultat favorable. Il semble même être le traitement unique de ces affections.

Il ne faut pas s'effrayer de quelques ecchymoses que l'on peut produire, elles sont parfois inévitables, et disparaissent assez facilement par la continuation du massage, elles indiquent un état moins souple et plus friable des téguments qu'à l'état normal.

La technique du massage varie peu, elle est simple, et a été bien décrite par différents auteurs qui ont chacun leur *style* particulier.

A l'inverse de la méthode adoptée par quelques-uns de mes confrères, qui consiste à n'employer que des frictions légères, je persiste à croire qu'il est le plus souvent utile d'agir avec énergie pour arriver à la désagrégation, au ramollissement des duretés musculaires et en faciliter la résorption. Mais l'énergie n'exclut pas la douceur ; il faut tenir compte de la douleur que l'on provoque et l'éviter le plus possible. Pour cela on y arrive presque toujours par des effleurages légers de 6 à 10 minutes de durée ; on produit ainsi, par un commencement de ramollissement des tissus, une analgésie ou mieux une diminution considérable de la douleur, ce qui permet d'agir plus activement.

Je me sers le plus souvent du pouce, de sa dernière phalange, qui, fléchie, me permet d'employer une force considérable, sur une surface restreinte, si toutefois c'est utile et si le malade peut le supporter ; ou bien avec la pulpe du pouce, ou avec les doigts de la main droite réunis, ou à pleines mains. En somme il n'y a rien de précis ; on doit savoir l'effet que l'on veut produire et l'exécuter.

MYASTHÉNIE

Les dénominations de myasthénie, amyosthénie, arthritisme, désignent le premier degré d'une série d'affections musculaires qui sont la conséquence de l'action des toxines sur les phénomènes de la nutrition. Je dis premier degré quoiqu'elles ne soient que le résultat de l'induration, mais ces deux états restent inséparables ; l'un est la cause et l'autre l'effet immédiat. Arthritisme, induration musculaire chronique généralisée, amyosthénie, myasthénie sont donc synonymes et représentent un seul et même état pathologique.

Son caractère dominant est un affaiblissement dans l'énergie des fonctions musculaires. Elle se présente sous différents degrés qui vont de l'hyposthénie jusqu'à la paralysie et l'amyotrophie.

Elle peut survenir brusquement en revêtant un caractère aigu, mais le plus souvent elle vient d'une manière insidieuse, sous l'influence de refroidissements successifs et constitue l'état chronique. Elle peut occuper tout le corps ou se localiser dans une partie restreinte de celui-ci ; quelquefois un seul côté : droit ou gauche, antérieur ou postérieur (hémiasthénie).

A un degré faible, on lui donne le nom de *courbature*.

Lorsque sa marche est lente, ce n'est parfois qu'après plusieurs années qu'on en ressent les premières manifestations. C'est tout d'abord un affaiblissement général, les courses et les promenades n'ont plus autant d'attrait et deviennent pénibles; la fatigue survient vite, on préfère le repos et l'inaction. Quand le médecin consulté ordonne de faire de l'exercice, il est bien rare qu'on ne lui réponde pas, ou qu'on ne pense pas : « C'est bien facile à dire, de faire de l'exercice, mais il faudrait pouvoir! » Tous ceux-là sont des myasthéniques, des *ralentis de la nutrition.* Le massage et le massage seul, qui est une gymnastique passive, peut rendre les plus grands services pour améliorer et guérir cette affection.

Parmi les symptômes de cette maladie on remarque de l'algidité des extrémités, des maux de tête, de l'agacement, une plus grande impressionnabilité nerveuse, une atonie dans les fonctions digestives et d'autres désordres fonctionnels. L'inaction musculaire est suivie d'amaigrissement ou plutôt d'atrophie, qui ne tarde pas à se produire.

Cet état général constitue une diathèse qui a un retentissement considérable sur l'organisme en affaiblissant sa résistance contre l'envahissement d'autres affections. C'est le résultat d'un désordre lent et progressif dans les mutations nutritives. L'hérédité, comme je l'ai déjà dit, joue un grand rôle, soit en facilitant l'acquisition de cette diathèse, soit en la transmettant.

Je ne pense pas qu'il faille chercher le processus de cette affection dans les centres trophiques des fibres radiculaires, dans les ganglions cérébro-spéciaux, comme on l'a supposé. L'explication que j'en donne me paraît d'autant plus acceptable et vraie, que la myasthénie peut guérir en activant, par le massage, les phénomènes nutritifs ralentis.

On sait qu'un muscle ne durcit que lorsque les transformations physiologiques deviennent moins actives, qu'il est douloureux et perd ses fonctions, qui sont l'intensibilité et la contractibilité. Il se raccourcit pour éviter la douleur, le membre se plie alors du côté du muscle malade, ce qui a fait dire que tout muscle dont les extrémités se rapprochent souffre dans sa nutrition, ce qui n'est pas tout à fait exact. La perte des mouvements devient la conséquence de cette flexion du membre. C'est ainsi que se forment les raideurs articulaires, les lumbagos, les torticolis, les scolioses, etc.

Ces désordres fonctionnels amènent l'amyotrophie.

Je ne puis passer en revue toutes les maladies par ralentissement de la nutrition, il suffit que j'indique quelles sont les causes de ces affections et comment le massage peut y remédier. Nous connaissons ses effets physiologiques, qui sont d'activer les transformations de la matière et de produire de la chaleur ; c'est-à-dire les principaux facteurs pour combattre ces maladies.

4.

Je vais, comme exemple, parler de quelques maladies qui rentrent dans la classe des myasthénies et doivent ainsi être considérées comme des ralentissements de la nutrition. Je ne pense pas devoir ajouter des observations que j'ai, cependant, très nombreuses et qui ne feraient que fatiguer le lecteur.

Je pèche peut-être par trop de laconisme dans l'exposition de ma manière d'envisager les maladies, mais il eût fallu faire un gros volume et c'est ce que je veux éviter.

La Scoliose, comme de nombreuses difformités, peut avoir deux origines :

Je laisse de côté la scoliose traumatique, proprement dite, qui est le résultat d'une altération osseuse et qui ne doit être comprise parmi les maladies dues à un affaiblissement des fonctions musculaires ; les cicatrices osseuses sont la cause de la déviation, quoique le traumatisme puisse être considéré comme un facteur important dans la difformité acquise, par son action sur la nutrition des muscles voisins. Il en est de même de la scoliose rachitique.

De ces deux origines, l'une est héréditaire, l'autre acquise.

Les expériences de Charrin et Gley ont démontré l'influence des produits microbiens des parents difformes sur les descendants. Ils ont pu reproduire plusieurs anomalies sur les animaux (Académie des sciences 4 novembre 1893).

J'ai donné mes soins à une famille composée de dix enfants des deux sexes, dont le père, marié à un âge avancé, était scoliotique et névropathe. Tous les enfants ont présenté des déformations rachidiennes. Je ne sais s'ils sont venus au monde ainsi, les parents ne s'en sont aperçus que quelques années après. Ils n'ont marché que tardivement, comparativement aux autres enfants. Chez eux l'hyposthénie musculaire était générale, mais plus faible d'un côté que de l'autre, ils présentaient tous de l'hémiasthénie. Capables cependant de faire un effort considérable lorsqu'ils le voulaient, mais ne pouvaient le soutenir, la fatigue se faisant vite sentir.

Quant à la scoliose acquise, chez laquelle on ne trouve rien d'héréditaire, elle s'établit à la suite d'une myasthénie locale progressive.

Je ne crois pas que les attitudes vicieuses, alors que la personne a tous ses mouvements libres et indemnes, puissent seules provoquer ces déviations ; elles ne sont que l'effet et non la cause.

On la trouve presque toujours associée à une affection de même nature qui a pour principal caractère un affaiblissement dans l'énergie musculaire, telles que dilatation de l'estomac, constipation, certaines céphalalgies, la neurasthénie, en somme chez ceux qu'il est convenu d'appeler arthritiques. Je dois faire remarquer que je dis *presque* toujours, car on voit des scoliotiques qui paraissent n'avoir que les muscles dorso-lombaires d'intéressés. Ceux-ci deviennent durs, s'épaississent, se raccourcissent et entraînent, par un mouvement rotatif sur elle-même, la colonne vertébrale, en rejetant du côté opposé le corps des vertèbres et forment ainsi la concavité.

Cette affection, particulière à l'enfance, au moment de la croissance, peut amener, par sa durée, des altérations ou des changements dans les vertèbres. Elles deviennent plus épaisses d'un côté de leurs surfaces articulaires, il s'est formé une couche de substance osseuse, due à la compression constante, mais elle se résorbe et disparaît, quand on a pu rendre à la colonne rachidienne sa rectitude normale.

La scoliose cicatricielle ou accidentelle, provenant d'une rétraction de la peau et des muscles, par suite de brûlures ou de blessures atteignant profondément les téguments est dûe aussi à l'action des toxines, qui provoquent les troubles nutritifs des muscles et la perte de leur élasticité. Dans celle-ci c'est le traumatisme qui est la cause déterminante, tandis que dans la scoliose acquise c'est l'abaissement de la température.

Reprenons l'exemple que j'ai déjà cité : un enfant bien constitué, vigoureux et plein d'entrain s'amuse follement, comme on le fait à son âge, avec ses camarades, pendant la récréation, il se fatigue, puis rentre en classe et se trouve placé dans la direction d'un courant d'air ; l'évaporation plus rapide qu'il éprouve du côté de cette ventilation produit un abaissement de température sur ses muscles *fatigués*, offrant dans ces conditions un terrain propice à une influence nocive. Le calorique venant à diminuer, les poisons physiologiques, que tout organisme vivant contient, produisent leur action et amènent tous les troubles que l'on connaît. D'abord ce n'est qu'une courbature ou une pleurodynie, qui peut disparaître avec le temps, mais si l'enfant s'expose à de nombreuses récidives, il arrive que la résorption n'est plus aussi rapide et il se forme une induration stable, chronique, une myasthénie localisée. Le mal progressant, puisqu'il a de la tendance à l'envahissement, les muscles se durcissent et perdent leur élasticité. Si l'enfant fait un effort pour se redresser, il en est empêché par la faiblesse des muscles atteints, ou même par la douleur. Il se laisse aller et s'abandonne à la position qui lui est la plus commode. Les muscles, par la suite, augmentent de volume, subissent un retrait, attirent par leurs extrémités la colonne vertébrale, l'incurvent et la scoliose est formée.

Ceux du côté opposé, s'ils n'ont subi aucune modification, sont restés extensibles ; sollicités par la traction des muscles du côté induré ils cèdent et s'allongent tout en s'amincissant.

Il n'est pas possible d'indiquer quels sont les muscles qui, par leur contraction, forment la déviation rachidienne, car tous ceux de la région dorso-lombaire, comme une partie seulement, peuvent être atteints d'induration. La cause perturbatrice agit sur l'ensemble à des degrés différents pour chacun des muscles ; c'est pour cela qu'il est très rare de constater les mêmes lésions chez les scoliotiques, mais le caractère général est commun à tous.

On trouve toujours du côté de la concavité des muscles douloureux à la pression, indurés, raccourcis, moins extensibles. Du côté opposé, c'est-à-dire de la convexité, ces symptômes peuvent aussi exister, mais certainement à un degré moindre ; leur nutrition est ralentie inégalement.

La voussure qui se forme d'un côté du thorax en arrière et l'affaissement du côté symétrique est due à la contraction des muscles qui s'insèrent sur la partie déprimée : le petit oblique et principalement le grand oblique. Par ses attaches supérieures à la face externe des huit dernières côtes, il abaisse celles-ci et diminue la capacité de la cage thoracique. Les autres muscles du même côté, attirant les apophyses épineuses de la région dorsale font opérer une torsion à la colonne vertébrale et contribuent aussi à soulever les côtes du côté opposé, ce qui donne lieu à la voussure.

Certains auteurs, dans le traitement de la scoliose, recommandaient de ne pas agir sur les muscles contractés, c'est-à-dire ceux de la concavité, parce qu'ils étaient regardés comme les plus forts et que le massage les fortifiant encore davantage, ne ferait qu'augmenter la courbure ; qu'il fallait uniquement agir sur ceux de la convexité, pour les tonifier et obtenir le redressement du rachis. Cette théorie partant d'un principe faux est forcément erronée ; l'expérience le démontre.

On a dit aussi qu'à partir de 17 à 20 ans la scoliose devenait incurable. A mon avis ce n'est pas entièrement exact. On sait qu'elle peut se contracter à tout âge, quoiqu'elle se rencontre principalement dans l'enfance, or, *si elle n'est pas de longue date* et s'il ne s'est produit une déformation considérable des os ou des disques intervertébraux, ce qui est relativement rare, on peut obtenir une guérison ou du moins une grande amélioration. Il faut de la patience et du temps.

Ce n'est pas tant l'âge qui influe sur le pronostic que la date du début de la maladie ; plus elle est ancienne, plus les modifications musculaires sont profondes, générales et tenaces.

Cette manière d'envisager la genèse de la scoliose m'oblige à repousser le redressement forcé comme douloureux et non exempt de danger. L'élongation du groupe musculaire raccourci s'obtient avec plus de succès par le massage. Les lits, les ceintures, les corsets, les machines de toutes sortes, sont à employer le moins possible et même à rejeter. Ce traitement est trop long, trop fatiguant et ne réussit pas toujours.

En résumé, il faut rechercher les muscles malades et leur rendre la souplesse par le massage. Quant à la colonne vertébrale, c'est par une gymnastique appropriée, qui ne doit se faire que lorsque les muscles sont devenus extensibles, que l'on peut amener la rectitude.

Dans l'ensemble du traitement, j'emploie quelquefois la suspension ; voici comment je la fais : Le patient se suspend par les mains écartées à une barre transversale élevée et fixe, de manière à perdre le sol de quelques centimètres ; alors me plaçant en arrière près du malade, j'élève mon bras et j'applique la paume de ma main à son occiput. Celui-ci, sans l'aide de ses bras, se soulève sur la nuque en abaissant la tête en arrière. Le poids du corps suffit à faire le redressement qui ne dépasse jamais les limites de ce qu'on peut obtenir. Cette manière d'opérer est prudente et doit être préférée à tous les appareils mécaniques de suspension.

Pour le massage, on peut donner au patient différentes positions : couché, le dos en haut ;

assis et légèrement incliné en avant, arque-
bouté sur les bras, sont les plus convenables.
On commence, comme toujours, par un effleurage pour atténuer la douleur si elle se fait
sentir, puis, dès qu'on le peut, on agit avec
vigueur en gagnant en profondeur. C'est le
pouce que l'on emploie pour avoir plus de
force. Du reste il n'y a pas de règle précise,
on fait comme on peut pour arriver au but
qu'on se propose, c'est l'expérience qui guide.
Il faut rechercher, ramollir et faire disparaître toutes les indurations.

On peut faire aussi beaucoup d'autres manœuvres sur le chevalet ou le plinth, meubles
spéciaux pour la gymnastique et le massage,
dont la description ne peut entrer dans cette
rapide étude.

Torticolis. — Le torticolis est une affection
essentiellement musculaire, localisée à l'un
des côtés du cou ou en arrière, dû à une contraction des agents locomoteurs. (Je ne puis
m'occuper de celui qui est produit par un
défaut d'équilibre entre le côté droit et le
côté gauche, où les muscles n'entrent pour
rien dans la déviation cervicale).

Le refroidissement est encore la cause déterminante la plus fréquente. L'origine efficiente doit aussi être recherchée dans l'action des toxines. Un foyer microbien voisin, (une angine, de mauvaises dents) est suffisant pour provoquer, sous l'action du froid, cette affection musculaire et la classe ainsi dans le groupe des myasthénies. Les symptômes qu'il présente sont les mêmes : indurations musculaires, d'abord aux extrémités, à leurs points d'attache sur les os, puis dans la continuité. L'extrémité céphalique du sterno-mastoïdien est presque toujours la première atteinte. En comprimant la partie postérieure de l'apophyse mastoïdienne on provoquera de la douleur ; on y trouvera une petite tuméfaction, donnant la sensation d'une minime bourse séreuse. dure et aplatie. Si le torticolis est faible et récent, la lésion peut se borner là, s'il est plus accentué, les muscles de la partie latérale du cou subissent les mêmes altérations que toutes les myasthénies et se *contractent* ; à mesure qu'il devient chronique, ils sont plus rigides, moins extensibles, une transformation fibreuse se produit et donne lieu à une *rétraction*. qui est le degré le plus avancé avant l'atrophie. L'induration gagnant de proche en proche, les complexus, principalement le grand, le splénius, le scapulaire, le bord supérieur du trapèze, les interépineux et les intervertébraux finissent pas être envahis.

Lorsqu'il y a rétraction, l'intervention par le massage, peut amener une amélioration, surtout dans les douleurs, mais je crois que c'est tout ce qu'on peut en attendre, la guérison paraît bien douteuse.

La position que prend la tête peut indiquer quels sont les muscles malades : si c'est le sterno-cléido-mastoïdien, il entraîne l'apophyse mastoïde pour la rapprocher du sternum, par un mouvement de torsion de la tête; si c'est la partie cervicale du trapèze, on le reconnaîtra facilement, la tête sera penchée de côté et en arrière, le menton tourné du côté malade.

Le torticolis sera efficacement traité par le massage, mais à la condition qu'il n'y ait pas encore de transformation fibreuse.

Lumbago. — Les personnes fortes comme les faibles y sont sujettes ; les vigoureuses semblent même être plus fréquemment atteintes ; cela tient à ce qu'elles craignent moins la fatigue et s'exposent, plus imprudemment que celles qui sont faibles, aux intempéries, aux refroidissements. Les hommes sont plus fréquemment atteints que les femmes. Il faut en rechercher une des causes dans la forme des vêtements. Ceux de l'homme laissent à peu près à découvert la région lombaire, entre le gilet et le pantalon ; l'évaporation de la sueur, après un exercice pénible ou prolongé, se fait plus active en cet endroit et produit un abaissement thermique plus intense. Ceux de la femme conformés différemment s'opposent à ce refroidissement.

Dès la première atteinte, lorsqu'on ne sent encore qu'une gêne dans les mouvements, une sudation, une application chaude suffisent, en général, pour le faire disparaître ; mais il n'en est pas toujours ainsi, le patient résiste tout d'abord à la douleur, ou la méprise et celle-ci augmente avec le temps.

Quant au traitement de cette affection que l'on doit aussi classer parmi les myasthénies, il est le même que pour les autres. Il faut masser dès le début. Ainsi que nous l'avons vu pour le torticolis, la guérison est alors assurée. Malgré l'état chronique dans lequel on entreprendrait le traitement, il ne faut cependant pas désespérer, on peut certainement compter sur une amélioration qui, malheureusement, n'est pas toujours stable et oblige le patient à y avoir recours de nouveau.

Contracture à intermittence fréquente ou tic non douloureux de la face.—J'ai employé le massage dans les contractures musculaires, dont le caractère dominant est la constance, la permanence du raccourcissement des muscles, ainsi que dans les contractures spasmodiques, se reconnaissant au peu de durée et au rapprochement des contractions, se présentant avec intermittences fréquentes, rapides et d'inégale durée, ayant des temps d'accalmie plus ou moins prolongés. J'ai réussi dans les premières, qu'il ne faut pas confondre avec les raideurs articulaires, et j'ai obtenu une amélioration, peut-être un succès, dans le tic non douloureux de la face. Je n'ai malheureusement qu'une seule observation de cette maladie ; elle est assez caractéristique pour être citée :

Madame X..., américaine, âgée de 50 ans environ, atteinte de tic non douloureux de la face, m'est adressée par un confrère, pour savoir si le massage pourrait lui être efficace. Elle m'apprend que depuis 12 ans elle est affligée de cette infirmité, qui lui tire et secoue spasmodiquement la joue droite et lui bouche l'œil par sa poussée de bas en haut. Ses muscles du cou sont également contractés. On voit, en effet, une saillie se produire du menton vers la clavicule ; la bouche et le nez sont entraînés vers la droite à chaque contraction, puis reprennent immédiatement leur place normale. L'articulation de la parole est devenue de plus en plus difficile. La fréquence de ces contractions est très grande, une secousse n'attend souvent pas l'autre, de sorte qu'on dirait que sa figure, tirée à droite et son œil bouché, sont atteints d'un tremblement rapide ; parfois ces contractions lui laissent un peu de calme, variable, mais qui n'est jamais long. La langue tirée hors de la bouche n'offre pas de variation dans sa direction et sort dans l'axe.

Elle se plaint également de perdre la vue de l'œil droit. En ce moment, dit-elle, elle a comme un grand disque noir qui couvre entièrement le champ visuel, mais qui laisse passer de faibles rayons lumineux autour de ce

disque, semblable à une éclipse totale du so-
leil, selon son expression. Au centre, est un
trou excessivement petit, comme une perfora-
tion faite avec une épingle. Elle n'a aucune
douleur de tête, très peu de peine dans la
déglutition, mais beaucoup de gêne quand les
aliments sont dans la bouche. Elle marche
très droit devant elle, pas de tendance à dé-
vier, pas de vertiges, pas de bourdonnements.
Ne se plaint pas d'autres choses, sinon qu'elle
a une *angine* chronique depuis fort longtemps avec *des poussées aiguës* qui surviennent parfois. J'attire l'attention sur ce
fait.

Tous ces phénomènes sont arrivés progressivement depuis 12 ans ; les troubles de la
vision depuis moins de temps. Elle n'hésite
pas à les attribuer à l'influence du froid.

Le scotome annulaire dont elle était atteinte
me donnait à penser qu'il pourrait y avoir,
dans les causes de son affection, une lésion
organique des centres nerveux, peut-être une
névrite rétro-bulbaire.

J'étais indécis pour lui conseiller le massage,
craignant d'aboutir à un échec. Je lui en fis
part, mais elle me dit qu'ayant essayé beaucoup de traitements, il ne lui restait plus qu'à

expérimenter l'effet du massage et que, malgré mon peu d'assurance dans la réussite, elle voulait le faire. Ainsi encouragé, je n'hésitai plus. Je massai avec douceur d'abord, puis très énergiquement tous les muscles du côté droit de la tête et du cou, depuis les apophyses cervicales en arrière, jusqu'à la partie antérieure et médiane du cou et de l'épine de l'omoplate, l'acromion et la clavicule en bas, jusqu'au temporal et à l'insertion des muscles occipitaux. Les indurations étant nombreuses et disséminées un peu partout, j'ai massé en bloc, indistinctement. Je remarquai que le peaucier qui, d'ordinaire, ne se sent pas sous le doigt, était dur et tendu. J'insistai sur lui, avec l'instrument de Liedbeck, je fis des vibrations prolongées, dures, sans le ressort, qui lui produisirent de larges ecchymoses ; je n'en eus aucun souci et 5 ou 6 jours après elles avaient complètement disparu. J'eus l'agréable surprise de constater que sa contracture lui laissait des moments de repos complet pendant les 3 ou 4 heures qui suivaient le massage. Non seulement il y avait amélioration pour son tic spasmodique, mais elle commençait à voir s'agrandir le trou central du scotome annulaire, les objets devenaient déjà un peu

visibles, quoique vagues. Ce résultat me donna
à penser qu'il n'y avait pas de névrite retro-
bulbaire. Je demandai l'avis de mon éminent
confrère, le Docteur Moriez, Professeur agrégé,
qui dirige un service d'oculistique à l'hôpital
de Nice, et lui adressai la malade. Il confirma
mon diagnostic et me dit que de semblables
affections pouvaient se produire sans lésions
retro-bulbaires ; mais il ne put s'expliquer
l'influence du massage sur le scotome, qui
disparaissait en même temps que la contracture. A la 25ᵉ séance elle dût quitter Nice.
Depuis la 23ᵉ elle n'avait plus aucun spasme
musculaire et son scotome avait également
disparu. Je ne l'ai plus revue depuis et je n'ai
malheureusement pu avoir de ses nouvelles.
Je savais qu'elle devait aller à une station
balnéaire pour son tic, mais on ne l'y a pas
vue.

Les tics non douloureux de la face rentrent
dans la catégorie des myoclonies. Je vais citer
quelques passages d'une leçon faite, sur cette
affection, par le Professeur Raymond, à la
clinique des maladies nerveuses, à la Salpê-
trière : « Il s'agit d'une femme de 71 ans, qui
« a été bien portante jusqu'à 68 ans environ.
« A cette époque, à la suite d'un coup qu'elle

« reçut à la jambe droite, elle a vu se déve-
« lopper sur celle-ci *une ulcération qui persiste*
« encore, malgré les traitements topiques qu'on
« lui a fait subir. Quand on examine pendant
« quelque temps la figure de la malade, on
« voit souvent les lèvres agitées de mouve-
« ments alternatifs de propulsion et de retrait,
« comparables aux mouvements de déduction
« qu'on observe chez les rongeurs. Du côté
« de l'organe des sens, on ne constate rien
« d'anormal, si ce n'est une grande dureté de
« l'ouïe. Sa mémoire est affaiblie, elle a des
« aberrations gustatives.

« Les membres inférieurs sont pâles, amai-
« gris, à la jambe droite on découvre *une*
« *ulcération* du diamètre d'une pièce de cinq
« francs et qui est probablement d'origine
« variqueuse. Les articulations du pied droit
« sont ankylosées. — Le pied est dans l'ex-
« tension forcée et dans l'attitude du pied-
« bot équin, par suite d'une rétraction du
« tendon d'Achille. On constate, en outre, la
« déformation bizarre des orteils ; le petit
« orteil est comme rétracté, le deuxième orteil
« chevauche sur le premier.

« Quand on découvrait la malade dans son
« lit, on voyait se produire, sitôt les couver-

« tures enlevées, d'une façon à peu près cons-
« tante, des spasmes qui agitaient les membres
« inférieurs. D'abord ces spasmes qui sem-
« blaient débuter par le quadriceps fémoral et
« qui donnaient lieu à des mouvements alter-
« natifs d'élévation et d'abaissement de la
« rotule, n'affectaient qu'une faible intensité ;
« puis les spasmes envahissaient les jambes et
« les pieds. On voyait se produire alors des
« ressauts, des secousses alternatives du mem-
« bre tout entier, au-dessus des plans du lit ;
« avec une légère flexion de la jambe sur la
« cuisse.

« En l'espace de quelques secondes, cet
« accès de secousses cloniques avait atteint
« son apogée.

« Ces accès avaient une durée variable qui
« n'a jamais dépassé trois minutes. Il arrive
« parfois que les accès avortent et se rédui-
« sent à quelques secousses cloniques.

« En fait de *circonstances qui favorisent*
« l'apparition des secousses musculaires, en
« premier lieu nous notons le contact de la
« peau avec un *air relativement froid*.......
« ...... L'intervention de la volonté pro-
« duit une action modératrice ou d'arrêt.....
« La réflectivité de la peau ou des tendons

« est exagérée. La myoclonie s'offre à notre
« observation sous des dehors entièrement
« variés et on rencontre toutes les formes
« possibles intermédiaires entre les types dé-
« crits jusqu'ici. Aussi ma conviction est-elle
« faite comme quoi, loin de s'opposer les
« unes aux autres, ces affections nerveuses
« décrites sous les noms de *paramyoclonus*
« *multiplex*, *de chorée électrique* (Henoch,
« Bergeron), *de tic non douloureux de la*
« *face*, *de maladie des tics* ne représentent
« que des produits en apparence dissembla-
« bles, mais issus d'un même terrain ».

Les recherches des professeurs que j'ai déjà
nommés sur l'effet des toxines dans l'organisme, l'opinion ci-dessus du Professeur Raymond et d'autres encore, sont d'accord avec
mes observations pour l'origine de ces maladies et rendent encore plus rationnel le traitement par le massage.

Obésité. — Toute obésité n'est pas suscep-
tible de diminution par le massage. L'examen
par la palpation pourra fournir des renseigne-
ments assez précis sur ce point. Une couche
graisseuse sous-cutanée qui présentera de l'u-

niformité, de l'homogénéité dans son étendue et son épaisseur, ne doit pas donner grand espoir d'être amoindrie d'une manière bien notable et surtout d'offrir de la stabilité dans sa diminution.

Tandis qu'un tissus adipeux qui renferme des granulations disséminées, qui donne une sensation de cellules dures, séparées, semblables à des grumeaux, présente plus de succès à l'action du massage. On peut espérer, avec plus de chance, d'obtenir un amaigrissement considérable et plus durable. Cela dépend aussi des autres troubles de la nutrition qui se sont manifestés chez les sujets obèses, car, ainsi que l'a décrit le Professeur Bouchard, cette affection est rarement ou mieux n'est jamais seule. Il cite de nombreuses observations qui montrent avec évidence la connexité et la même provenance que les autres maladies par ralentissement de la nutrition ; elle est due à la modification, par les poisons physiologiques, des éléments primitifs. Ils ralentissent la production et l'action des ferments et favorisent l'accumulation des graisses alimentaires et la désassimilation de la substance azotée. (Bouchard. *Des maladies par ralentissement de la nutrition*).

On sait que l'urée diminue chez les obèses et que l'acide urique se trouve en excès. Or, d'après ce que nous connaissons des effets physiologiques du massage, nous savons que, par son action, les échanges nutritifs se font plus vite et d'une manière plus complète ; par conséquent produit une augmentation de l'urée.

Son application dans l'obésité vient corroborer ce phénomène et s'associe au traitement institué par le Professeur Bouchard. Il est nécessaire de masser en même temps le foie, soit par des tapotements rapides et légers sur les côtes, soit en se servant du vibrateur mécanique de Liedbeck, soit en pétrissant fortement le creux épigastrique avec les pouces des deux mains à la fois, de manière à produire une compression sur le foie, par le côté interne. Cette manœuvre a également pour but de masser le pancréas dont la fonction peut être affaiblie et d'exciter ainsi une sécrétion plus abondante.

Le Professeur Bouchard a reconnu que parmi les causes occasionnelles des transformations graisseuses, on compte des maladies infectieuses : la fièvre typhoïde, la néphrite aiguë l'empoisonnement, la congestion du

foie (c'est-à-dire son fonctionnement impar-
fait), la dyspepsie, la pleurésie, la pneumonie, etc.

Il est donc logique, et l'expérience le
prouve, d'appliquer le massage quand l'obésité présente les symptômes décrits plus haut.

On doit arriver progressivement à le faire
énergique, sous peine de perdre son temps
et sans résultat appréciable. Du reste, il est
bien supporté par le patient, après deux ou
trois séances.

Neurasthénie. — On voit, d'après ce qu'on
vient de lire, que j'attribue à la virulence des
microbes, ou plutôt à leurs produits solubles,
un rôle prépondérant.

Contrebalancée et rendue nulle par l'action
de la température normale, qui maintient en
activité les échanges nutritifs, agissant ainsi
en sens inverse des toxines, cette virulence
cesse d'être neutralisée et devient nocive s'il
survient une hypothermie, ou une désorganisation des tissus.

Les nerfs comme les muscles peuvent être
atteints par les toxines ; il se forme dans les
uns, comme dans les autres, des indurations

douloureuses à la pression. Dans les nerfs elles forment de petites nodosités, ou des renflements appelés névrites de même qu'on les appelait myosites dans les muscles. La cause première est la même pour les deux. Il n'est pas douteux que l'effet de l'induration musculaire sur les nerfs ne soit très considérable et de nature à amener des troubles dans tout le système nerveux, d'autant plus facilement que ce dernier subit aussi l'effet de l'empoisonnement général.

Ceci admis, on peut en déduire une explication pour la genèse de la neurasthénie. Les nerfs, les vaisseaux sanguins et lymphatiques, ne peuvent rester indifférents à la compression constante qu'exerce sur eux l'induration des muscles. Partant de ce principe, la neurasthénie doit être considérée comme une conséquence de la myasthénie au point que ces deux affections semblent se confondre et aller de pair. Elles sont intimément liées, on ne les voit pas apparaître sans présenter des symptômes communs : dilatation de l'estomac, constipation, pleurodynie, lumbago, céphalalgie, scoliose, etc.

Je ne veux pas dire cependant que la myasthénie, si elle est localisée à une faible partie du corps, puisse produire l'affection générale de la neurasthénie. Cette dernière est toujours proportionnelle à l'étendue et à la chronicité de l'induration. Une myasthénie généralisée sera toujours accompagnée de symptômes neurasthéniques, c'est-à-dire de troubles nerveux qu'il est convenu d'appeler ainsi.

L'affection musculaire se produit la première ; les indurations, à la période de leur formation, n'ont pas encore comprimé assez fortement ou assez longtemps les filets nerveux qui les traversent, ou les avoisinent, pour produire des troubles dans ceux-ci ; ce n'est qu'avec l'envahissement de la myasthénie qu'ils apparaissent et augmentent d'intensité.

En supposant que les ramifications nerveuses résistent mieux à l'influence du froid ou du traumatisme, ce qui n'est pas démontré, elles ne peuvent rester indemnes à l'action d'une pression continue. Les troubles fonctionnels qui en résultent, se présentent très variés : anesthésie, hyperesthésie, impressionnabilité morale extrême, humeur et goûts bizarres, etc., car on conçoit que ces perturbations ne restent pas localisées et qu'elles ont un contrecoup sur les centres nerveux

qu'elles affectent de même, quoiqu'indirecte-
ment.

La neurasthénie ne devrait donc pas être
regardée comme une maladie *essentielle*, mais
bien comme un symptôme d'une affection
première dont elle est inséparable.

Quand on dit que cet état pathologique est
dû à une faiblesse et un épuisement dans
l'énergie d'action des centres nerveux, on a
en partie raison, mais on n'a pas assez recher-
ché quelle était l'origine de cette faiblesse.
N'aurait-on pas confondu la cause avec
l'effet ? On est obligé d'avouer, du reste, que
le mécanisme et la nature de cette affection
sont inconnus.

Ce changement dans le fonctionnement du
système nerveux peut durer très longtemps et
même rester stationnaire ; mais si, pour diverses causes, la maladie progresse on voit survenir une dépression et une détente dans tout
l'organisme, suivies d'un abattement physi-
que et moral qui constitue l'*hypochondrie*.

Nous savons que les principaux symptômes
de la neurasthénie se confondent avec ceux de
la myasthénie : ainsi le *casque* ou *céphalée*,
qui est un des stigmates de Charcot, localisé
au temporal, au frontal, aux circumorbitaires,

d'un seul côté généralement et aux insertions craniennes des muscles occipitaux n'est produit que par des indurations en ces endroits.

On pourrait objecter qu'elles peuvent s'y trouver simultanément et n'être pour rien dans la production de la céphalée. Non seulement il faut admettre la corrélation de cause à effet, mais encore le fait qu'elles n'existent pas lorsque le symptôme du casque manque, doit être un signe assez probant pour admettre qu'elles sont la cause de la douleur cranienne. Du reste, le massage en provoquant le ramollissement des tissus durcis et faisant disparaître la céphalée (si elle ne date pas de longtemps) fournit une preuve que la douleur est bien causée par l'induration musculaire.

Les craquements que l'on remarque à la nuque dans la torsion de la tête peuvent aussi se constater dans les myasthénies à diverses articulations qui ont dans leur voisinage des insertions musculaires ou près desquelles passent des tendons ayant éprouvé une altération ainsi que leurs gaînes.

Le symptôme prédominant dans les deux affections est un affaiblissement de l'énergie motrice, il y a de l'asthénie nevro-musculaire.

Quant à la plaque sacrée, on la rencontre

chez les myasthéniques du tronc à des degrés divers, en particulier chez ceux qui ont eu des lumbagos ou une induration des fessiers.

Du côté du tube digestif nous remarquons de la dyspepsie, très fréquemment de la dilatation de l'estomac et de l'intestin, suivie de constipation opiniâtre et d'entero-colite pseudo-membraneuse.

Tous ces symptômes sont le résultat d'un état myasthénique.

Les crampes, les tremblements, les contractures ont la même origine.

A un degré plus avancé nous voyons survenir des vertiges, des troubles nerveux proprement dits, du goût, de l'odorat, de la vision, de l'ouïe ; c'est la période paroxistique qui ne saurait aller au-delà sans produire cette détente, cette dépression cérébrale dont j'ai parlé pour revêtir une autre forme avec d'autres symptômes, c'est l'hypochondrie.

Par le massage, la neurasthénie peut être améliorée, mais non guérie. Plus on s'y prend au début, plus l'efficacité de ce traitement sera grande.

On peut faire deux suppositions pour l'expliquer :

1º En admettant que le réseau nerveux ait

été atteint par les sécrétions bactériennes, en même temps que les muscles, on peut penser que la malaxation n'agit pas sur eux de la même manière que sur ces derniers, pour provoquer un changement d'état et une résorption. Le tissu nerveux plus dense et d'une autre nature que le musculaire, ainsi que le manque de vascularisation, s'y opposeraient.

2° En admettant aussi que les nerfs soient restés indemnes à l'action des toxines, il est à supposer que les troubles dont ils sont l'objet, étant le résultat d'une compression permanente des muscles, ces nerfs ont conservé l'empreinte de cette lésion, même après la disparition de la cause.

Un changement anatomique dans les nerfs se serait-il produit ? Une dégénérescence, une atrophie qui seraient plus durables, donneraient-ils lieu à cette asthénie nerveuse ?

Cela est aussi probable.

LE MASSAGE DANS LA TUBERCULOSE

Les dernières recherches sur la tuberculose ont mis en évidence que cette affection peut être d'autant plus atténuée qu'on met l'organisme de ceux qui en sont atteints, dans un état de résistance plus grande contre l'envahissement du bacille de Koch. Quand cette résistance est prépondérante, l'état général s'améliore. On voit la maladie rester stationnaire et même diminuer en raison des cicatrisations qui se forment aux endroits infectés. C'est un but qu'il ne faut pas perdre de vue : rendre à l'organisme, par tous les moyens possibles, l'énergie vitale que lui font perdre les agents pathogènes introduits et développés dans le corps, en atténuant la virulence de ces poisons.

Lorsque Déclat disait que « toutes les mala-
« dies contagieuses et toutes celles qui sont
« dites spontanées, ce qui comprend toutes
« les maladies médicales, sont dues à des
« êtres infiniment petits, végétaux ou ani-

« maux, qui vivent ou qui pénètrent dans les
« liquides ou les tissus de l'homme, ou se
« fixent à la surface de son enveloppe cutanée
« ou muqueuse et y accomplissent en tout ou en
« partie son évolution », il avait raison, mais
pas entièrement. Ces ferments, ces microbes,
ne sauraient exister longtemps en présence
des moyens de défense, de cette combativité
particulière qu'a l'organisme pour lutter contre toute action désorganisante et pour réparer
les altérations qui y surviennent.

Les foyers bactériens seraient vite réduits,
s'il ne se formait pas dans le « entourage une
atténuation de vitalité de tissus, qui constitue
un terrain favorable à l'évolution de ces colonies et à l'envahissement du microbe patho-
gène. On ne peut attribuer qu'aux toxines,
sécrétées par ces microbes, le pouvoir d'opérer cette diminution dans l'énergie de résistance des parties limitrophes. Leur action est
de ralentir les échanges nutritifs, c'est-à-dire
la vitalité des éléments normaux. Les bactéries augmentent et peuvent, par un foyer
plus considérable, produire une plus grande
quantité de poisons physiologiques qui influ-
ent sur tout l'organisme et favorisent la pro-
gression de la maladie.

La tuberculose chronique envahit plus lentément les organes qu'à l'état aigu ; la raison
en est que ces agents infectieux s'atténuent à
mesure de leur durée, leurs sécrétions deviennent moins virulentes et n'altèrent pas aussi
fortement les tissus voisins. Les bactéries contenues dans l'air que l'on respire, s'ajoutent
aux bacilles de Koch, se fixent sur les lésions
pulmonaires, contribuent à entretenir un
affaiblissement des éléments et maintiennent la
maladie dans un état permanent de chronicité.

Voici un exemple qui corrobore ce que
j'avance :

Les tuberculeux que l'on éloigne des centres
habités et que l'on envoie dans des altitudes
isolées et bien choisies, voient leur affection
diminuer et un retour vers la santé s'opérer
chez eux. On attribue cette amélioration à
l'air plus sain, plus pur, en d'autres termes,
moins chargé de microbes de toutes sortes ;
d'où l'on peut conclure qu'il ne vient plus
s'ajouter, aux foyers microbiens existant déjà,
une aussi grande abondance de micro-organismes ; ceux-ci manquant, le foyer fectieux diminue et l'amélioration locale ou
générale se fait sentir.

6.

Ce qui donnerait la preuve de cette action est que, sans rechercher les altitudes, si l'on fait respirer aux tuberculeux un air purifié, on peut obtenir les mêmes résultats. On peut s'y prendre de différentes manières, en voici une entr'autres : On sait que l'aldéhyde formique, ou formol, est un puissant bactéricide, or, si on fait respirer à un tuberculeux un air qui ait barbotté dans une dilution étendue de ce produit, on obtient une amélioration, qui n'est pas comparable à celle résultant des altitudes, parce que le malade ne peut, sans discontinuité, respirer ainsi, à cause de la difficulté, mais il suffit de constater une amélioration pour conclure que les bactéries contenues dans l'air étaient bien l'agent qui s'opposait à la cicatrisation.

Si l'on ajoute à ces différents modes de préservation contre l'étendue de l'infection une augmentation dans l'énergie vitale, c'est-à-dire dans l'accomplissement du processus normal des échanges nutritifs, on obtiendra une résistance de l'organisme, qui sera plus apte à combattre et à détruire les causes de la maladie. Le massage est dès lors tout indiqué. Il faut beaucoup de prudence et ne pas agir sur les organes infectés de peur de répandre dans l'organisme des bacilles de Koch, où ils pourraient trouver un autre endroit favorable à la formation de nouveaux foyers. C'est dans une région éloignée qu'il faut le pratiquer, non superficiellement, mais atteindre les parties profondes.

On doit considérer le massage comme un adjuvant très utile, sinon indispensable aux autres traitements appliqués à cette affection.

Nice. — Typ. J. Ventre & Cie

www.ingramcontent.com/pod-product-compliance
Ingram Content Group UK Ltd.
Pitfield, Milton Keynes, MK11 3LW, UK
UKHW022300120726
13694UKWH00003B/1155